Dr E. JAMMES
Ancien Externe des Hôpitaux de Paris
Elève à l'Ecole du Service de Santé Militaire
de Lyon

Du Diagnostic
de l'Hydrocéphalie congénitale
pendant la grossesse et le travail

Sur un signe nouveau :
le " Coup de Hache circulaire "

LYON. — IMP. A, REY

DU DIAGNOSTIC

DE

L'HYDROCÉPHALIE CONGÉNITALE

pendant la grossesse et le travail

SUR UN SIGNE NOUVEAU :

LE "COUP DE HACHE CIRCULAIRE"

DU DIAGNOSTIC

DE

L'HYDROCÉPHALIE CONGÉNITALE

PENDANT LA GROSSESSE ET LE TRAVAIL

SUR UN SIGNE NOUVEAU :

LE "COUP DE HACHE CIRCULAIRE"

PAR

Le Dr Ernest JAMMES

Ancien Externe des Hôpitaux de Paris,

Elève à l'Ecole du Service de Santé Militaire de Lyon.

LYON

A. REY & Cie, IMPRIMEURS-ÉDITEURS DE L'UNIVERSITÉ

4, RUE GENTIL, 4

1905

A MON PÈRE — A MA MÈRE

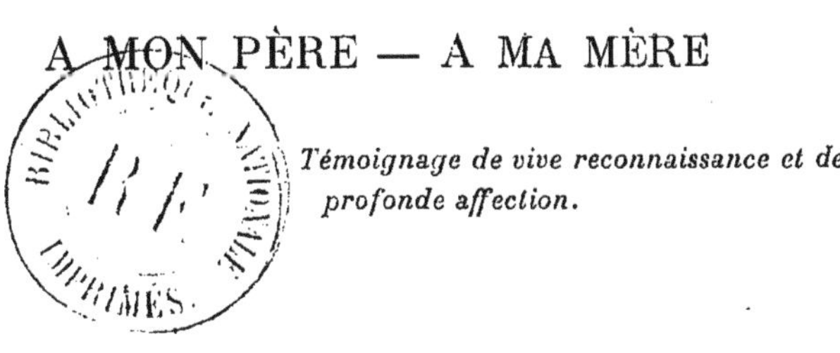

Témoignage de vive reconnaissance et de profonde affection.

A LA MÉMOIRE DE MA SŒUR

A MES MAITRES

de la Faculté et des Hôpitaux de Paris

A MES MAITRES

de la Faculté et des Hôpitaux de Lyon

A mon Président de Thèse

MONSIEUR LE PROFESSEUR FABRE

Professeur de la Clinique obsétricale.

INTRODUCTION

Parmi les maladies qui gênent le plus souvent l'expulsion de la tête hors des parties génitales, l'hydrocéphalie est celle que l'on rencontre le plus (A. Herrgott).

L'hydrocéphalie est constituée par une accumulation exagérée de liquide dans les cavités des centres nerveux. Les ventricules sont, suivant les cas, plus ou moins distendus par le liquide et il y a parfois communication avec le canal médullaire.

Cette affection atteint les enfants à des âges différents ; quelquefois elle débute et acquiert un développement excessif pendant la vie intra-utérine ; d'autres fois, elle débute au même moment, mais n'acquiert un gros volume qu'après la naissance, pendant les premiers mois de la vie.

Ces deux variétés constituent l'hydrocéphalie congénitale. Enfin, une autre grande classe comprend les cas d'hydrocéphalie acquise.

Dans notre travail, nous laisserons complètement de côté cette dernière variété. Nous nous occuperons uniquement de l'hydrocéphalie congénitale dans ses rapports avec l'accouchement.

Nous insisterons spécialement sur l'utilité d'un diagnostic précoce. Un cas typique d'hydrocéphalie, que nous avons pu observer nous-mêmes, nous permettra de montrer toute l'importance de ce diagnostic. Cette observation nous montre, en effet, une femme arrivant à la clinique, en travail depuis longtemps déjà et sous la menace des plus grands dangers ; or, nous avons vu les complications les plus redoutables s'évanouir, comme par enchantement, dès que le diagnostic fut posé.

Nous contribuerons à l'étude de ce diagnostic en ajoutant aux signes déjà nombreux donnés par les auteurs, un nouveau signe enregistré par le regretté professeur Fochier, dans un cas d'hydrocéphalie et qui nous semble pathognomonique de cette affection.

Avant de commencer notre exposé, c'est un devoir, pour nous, de rendre hommage à la mémoire du professeur Fochier, que nous avions eu l'honneur de connaître dans l'intimité et dont les documents nombreux, recueillis par lui avec tant de soin et laissés à la clinique, servent aujourd'hui de base à notre travail.

Il nous est agréable aussi de remercier M. le professeur Fabre, des nombreux conseils qu'il nous a toujours donnés avec la plus grande amabilité. Après nous avoir inspiré l'idée de ce travail, il nous fait aujourd'hui l'honneur de présider notre thèse, qu'il soit assuré de notre vive reconnaissance.

DU DIAGNOSTIC

DE

L'HYDROCÉPHALIE CONGÉNITALE

pendant la grossesse et le travail

SUR UN SIGNE NOUVEAU :

LE "COUP DE HACHE CIRCULAIRE"

CHAPITRE PREMIER

DE L'IMPORTANCE D'UN DIAGNOSTIC PRÉCOCE

L'hydrocéphalie n'est pas une affection fréquente ; si nous adoptons la proportion admise dans les travaux récents, nous voyons que l'on rencontre un cas d'hydrocéphalie sur 3000 accouchements.

A la Clinique Obstétricale de Lyon, de 1892 à 1903, il y eut 10.000 accouchements environ, et 5 cas d'hydrocéphalie. En 1904, un nouveau cas sur 1.000 accouchements ; ce qui ferait une moyenne d'un cas d'hydrocéphalie pour 1.800 accouchements.

Aussi pourrait-on s'étonner de voir toute l'importance que nous attachons à ce diagnostic. Mais le privilège de cette affection, c'est qu'elle devient d'une bénignité presque complète dès qu'elle est reconnue. Aussi, voudrions-nous qu'aujourd'hui tout accoucheur puisse, dans la plupart des cas, porter ce diagnostic pendant la grossesse, ou au plus tard dès le début du travail.

De La Tourette écrivait au commencement du siècle dernier : « Je dirai qu'il n'appartient qu'aux maîtres de l'art, de décider le cas où un enfant est hydrocéphalique; aussi je conseille à mes confrères de ne point en prendre sur eux la responsabilité. »

Ce qui était peut-être un bon conseil, au temps du vieil accoucheur, ne l'est plus aujourd'hui. Baudelocque (1) s'était déjà élevé contre cette idée ; et, depuis les travaux de Herrgott (2), de Poullet (3) ; depuis que le professeur Pinard et ses élèves, s'appuyant surtout sur les notions fournies par le palper, ont prouvé que le diagnostic était possible, puisque

« Pas un des cas d'hydrocéphalie observé à la clinique Baudelocque, depuis 1889, n'a été méconnu pendant la grossesse ou le travail. » (Flamand) (4), nous croyons qu'il est du devoir de tout accoucheur d'être à même de porter ce diagnostic et d'éviter ainsi à la femme les complications, souvent mortelles, qui la menacent.

On a prétendu que les hydrocéphales, malgré leur volume, pouvaient traverser les voies génitales, sans intervention de l'accoucheur, par suite de l'élasticité de leurs parois et du contenu liquide. Or, en réalité, cette ter-

(1) Baudelocque, *Traité de l'art des accouchements*, t. II.

(2) Herrgott, thèse d'agrégation, 1878.

(3) Poullet, thèse d'agrégation, 1880.

(4) Flamand, *Du diagnostic de l'hydrocéphalie par le palper* (thèse de Paris, 1904).

minaison heureuse de l'accouchement est très rare. Sans doute Müller (1) put faire l'extraction d'une tête ayant 42 centimètres de circonférence avec deux prises de forceps. Hugo Salus (2) vit aussi passer une tête de 41 cm. 5 de circonférence, sans fissure du périnée.

Mais à côté de ces cas heureux, que de fois l'accouchement s'est terminé par un désastre pour la mère et l'enfant. S'il y a peu d'intérêt à obtenir vivant un hydrocéphale, surtout avec une tête du volume de ceux dont nous parlons ; il faut tenir, au contraire, grand compte de la mère. Or, si l'on compare les dangers auxquels elle se trouve exposée, avec la vie précaire de l'enfant, l'accoucheur ne voudra plus attendre une expulsion spontanée. L'expectation serait dangereuse et vaine.

Les dangers courus par la mère dans le cas d'hydrocéphalie sont, en effet, nombreux.

La complication la plus grave et malheureusement aussi la plus fréquente, lorsqu'on n'intervient pas à temps, est la rupture de l'utérus.

Keilh d'Edimbourg donne 16 ruptures sur 74 cas d'hydrocéphalie. Trask rapporte 12 ruptures utérines dues à la même cause. « Sur nos 150 observations, nous relevons 27 décès dont 24 dus à une rupture utérine » (Le Bossé (3). Schuchard (4), sur 73 cas, a vu la rupture se

(1) Muller, Sur un cas d'hydrocéphalie *(Jahresbericht f. Ges. Med.*, 1865).

(2) Hugo Salus, De l'hydrocéphalie en présentation du siège *(Centralblatt für Gynecologie*, 1896).

(3) Le Bossé, *Diagnostic de l'hydrocéphalie fœtale* (thèse de Paris, 1903).

(4) Schuchard, *Dissertation*, Berlin, 1884.

produire 14 fois. Rudaux (1) rapporte dernièrement encore un cas d'hydrocéphalie avec rupture de l'utérus et mort de la femme.

La rupture de l'utérus est donc un accident fréquent et souvent mortel malgré la laparatomie ; c'est un accident imputable en grande partie à l'accoucheur, puisqu'il ne se produit en général que longtemps après le début du travail, à un moment où le diagnostice devrait toujours être fait ; on devrait donc pouvoir le rayer des statistiques médicales.

Cette rupture se produit quelquefois sous l'influence de manœuvres, telles que l'intervention par le forceps; mais elle est souvent spontanée. Le segment inférieur se distend en effet énormément pendant le travail; l'anneau de Bandl fait une ascension jusqu'au-dessus de la tête ; le segment inférieur, alors très aminci, se rompt spontanément sous l'influence d'une contraction tétanique de l'utérus.

En dehors de cet accident qui ne relève, en général, que des grosses hydrocéphalies, il en est d'autres dus à la gêne qu'éprouve une tête légèrement distendue à traverser la filière génitale. Il peut se produire des escarres par compression des parties molles, avec fistules consécutives; il peut se produire aussi des déchirures du col, du périnée.

De plus, la femme est exposée à toutes les infections ; en dehors des traumatismes nombreux produits par le passage ou simplement les pressions de la tête sur les parois utérine et vaginale, les interventions par le for-

(1) Rudaux, *Annales de Gynécologie*, 1902.

ceps que l'on croit nécessaires et que l'on répète plusieurs fois, en vain d'ailleurs et en faisant courir de grands dangers à la femme, favorisent l'infection.

Si l'accoucheur, en effet, n'est pas prévenu par l'écart des manches du forceps, sous l'influence des tractions, le forceps dérape, ce qui s'explique très simplement par ce fait que le bec des cuillers ne peut atteindre une circonférence plus petite que celle qu'il s'agit d'engager. Le dérapement du forceps s'accompagne souvent alors de lésions du côté du col et du vagin.

On ne doit pas oublier non plus, que l'organisme de la femme, surtout lorsque l'accouchement est pénible, est dans un état de dépression favorable au développement de tous les micro-organismes et que les nombreuses petites lésions produites dans les voies génitales sont autant de portes d'entrée, de réceptacles pour ceux-ci. C'est pour éviter ces accidents qu'il est nécessaire d'avoir un diagnostic le plus précoce possible, de manière à éviter toutes les manœuvres aveugles où la force semble *l'ultima ratio* des accoucheurs novices.

L'observation suivante en est un bel exemple.

OBSERVATION I

(Observation de la Clinique obstétricale de Lyon. Professeur Fabre.)

Rétention dans l'utérus d'une tête hydrocéphale venant dernière. — Arrachement du tronc. — Craniotomie. — Ecoulement de 800 grammes de liquide. — Extraction facile.

S..., secondipare, ayant déjà eu un accouchement normal,

Pas de signes de spécificité. Entre à la clinique le 25 février 1904, depuis longtemps en travail.

Début du travail et des douleurs le 24 février, à 10 heures du soir. Dilatation assez lente. A 4 heures du matin, dilatation complète. Extraction du siège, du tronc et des épaules. A ce moment, arrêt de la tête au détroit supérieur. Tractions prolongées sur le tronc. Le médecin a la sensation d'un ballon qui tend à s'engager pendant les tractions et qui remonte audessus du détroit supérieur. Tractions oscillantes à droite, à gauche, en avant, en arrière. Ces tractions amènent l'arrachement du tronc, qui ne tient plus à la tête que par des lambeaux de peau, qui sont sectionnés aux ciseaux.

Tentatives d'extraction de la tête au forceps. Le forceps dérape.

A 6 heures du matin, on appelle le professeur Fabre, qui constate une dilatation complète du col et les dimensions normales du bassin.

A l'intérieur du col, on trouve le cou du fœtus ; on sent très bien la colonne vertébrale, mais on ne peut que très difficilement atteindre les régions inférieures de la tête, l'anneau de Bandl étant contracturé.

Par le palper, on constate que l'utérus remonte à deux travers de doigts au-dessus de l'ombilic ; il reste dans l'utérus une masse volumineuse qui fait faire le diagnostic d'hydrocéphalie.

Les conditions matérielles dans lesquelles se trouve la malade rendent nécessaire son transport à la clinique.

A son arrivée à la clinique, la femme présente un état général grave. Elle est épuisée par les efforts de l'accouchement ; son utérus, fatigué aussi, se contracte mal. Le pouls est à 120, la température à 38 degrés.

Au palper, la masse perçue dans l'abdomen est énorme, mais sans fluctuation nette. Elle mesure, au céphalomètre de Perret, aux points les plus saillants, 17 centimètres de diamètre. L'épaisseur de la paroi étant de 18 millimètres, la tête paraissait avoir 15 centimètres.

Intervention. — On place sur la colonne cercivale deux pinces à trois dents permettant de faire une prise solide. La colonne cervicale s'engage légèrement dans le col. Après quelques tractions prudentes, l'on peut facilement atteindre l'écaille de l'occipital. La contracture de l'anneau de Bandl avait cessé sous l'influence de l'anesthésie. Le menton cependant, reste accroché au niveau du détroit supérieur.

On essaye alors d'introduire une sonde dans le canal rachidien (méthode d'Oui). Mais les vertèbres cervicales sont luxées et ne permettent pas le passage de la sonde.

Pendant qu'un premier aide maintient la tête appliquée solidement sur le détroit supérieur, pendant qu'un deuxième aide tire fortement en bas avec les pinces, le professeur Fabre introduit les ciseaux de Blot en les dirigeant sur sa main repliée en gouttière. Il perfore l'écaille de l'occipital et ouvre les ciseaux, puis fait subir à ceux-ci un quart de tour et pratique une seconde incision. Un énorme jet de liquide s'écoule aussitôt par la vulve (800 grammes).

A mesure que le liquide s'écoule, la tête s'engage et l'extraction se fait très simplement, sans aucun effort.

L'expulsion d'un placenta et d'un cordon normaux suit de quelques minutes l'extraction de la tête. La perte de sang consécutive est un peu plus abondante que normalement.

On fait immédiatement à la malade une injection intra-utérine avec la solution iodo-iodurée. Après avoir présenté pendant quelques jours un peu de fièvre, la malade se remet complètement et sort quinze jours après de l'hôpital en parfait état.

La tête hydrocéphale remplie de liquide présentait les mensurations suivantes:

Diamètre occipito-frontal, 15 cm. 5.

Diamètre syncipito-mentonnier, 19 centimètres.

Diamètre bi-pariétal, 14 cm. 5.

Diamètre sous-occipito-bregmatique, 15 centimètres.

La circonférence occipito-frontale mesurait 49 centimètres.

La circonférence sous-occipito-bregmatique, 59 centimètres.

Le crâne est démesuré par rapport à la face : front olympien, os craniens très développés. Fontanelles énormes.

Cette observation, semblable, à plusieurs points, à celle que rapporte Baudelocque (1) dans son traité, est instructive à plusieurs points de vue.

Elle nous montre d'abord l'impossibilité absolue de l'accouchement tant que l'intervention n'a pas eu lieu, tant que le diagnostic n'a pas été fait. Elle nous fait voir l'inutilité des tractions prolongées et violentes qui n'ont eu d'autre résultat que de séparer la tête du tronc du fœtus. Les dangers courus par la mère ont été considérables ; cette femme était exposée à toutes les complications, à toutes les infections que nous avons déjà énumérées. L'enfant sacrifié, la mère en grand péril, telle était la situation à l'entrée de la femme à la clinique.

Là, grâce à un palper méthodique, on soupçonne immédiatement l'hydrocéphalie ; on ne s'arrête pas au diagnostic de rétrécissement du bassin formulé par le médecin ; on ne s'étonne pas non plus, à l'inverse de Baudelocque, de ce que, malgré la détroncation, l'issue du liquide n'ait pas eu lieu. On sait, en effet, que plusieurs autopsies (Cruveilher (2), Archambault (3) ont démontré l'obturation de l'aqueduc de Sylvius et l'absence de communication du liquide des ventricules, avec celui du canal médullaire ; on perfore aussitôt la tête, et l'accouchement se termine rapidement ; la tête vide de son contenu est très facilement amenée à l'extérieur. Dans

(1) Baudelocque, *Traité de l'art des accouchements*, t. II.

(2) Cruveilher, *Traité d'anatomie pathologique*, 1862.

(3) Archambault, *Annales de la Société de Biologie*, 1863.

notre cas, cependant, la luxation des vertèbres cervicales avec arrachement du tronc pouvait suffire à expliquer l'obturation du canal médullaire qui a été vérifié par l'absence d'engagement de la sonde.

Grâce aux soins dont on entoure immédiatement la malade, les suites de couches furent normales et on supprima aussi les complications septiques inévitables après les manœuvres et interventions qu'on avait opérées en vain.

CHAPITRE II

DU DIAGNOSTIC

L'importance du diagnostic n'étant plus douteuse, voyons maintenant comment on peut arriver à le poser.

Pour faire le diagnostic d'hydrocéphalie, on doit avoir recours aux quatre méthodes d'investigation employées couramment en obstétrique : l'inspection avec interrogatoire, l'auscultation, le palper dans lequel nous faisons entrer la mensuration qui n'est qu'un palper instrumental ; enfin le toucher.

A propos de chacune de ces méthodes, nous envisagerons d'abord le diagnostic pendant la grossesse ; puis le diagnostic pendant le travail.

Mais avant de commencer l'exposé de ces différentes méthodes, avant de passer en revue les différents signes qui conduisent au diagnostic d'hydrocéphalie, il nous faut éliminer d'emblée les cas de rétrécissement du bassin.

Rétrécissements du bassin.— En effet, quand un accoucheur est appelé à constater une dystocie, deux hypothèses doivent se présenter à lui.

Ou bien la tète est normale et le bassin rétréci, ou bien le bassin est normal, mais la tête est augmentée de volume. En un mot, il constate une disproportion entre la tête et le bassin; il doit rechercher immédiatement quel est, de ces deux facteurs, celui qui est cause de la dystocie.

Or, les rétrécissements du bassin sont fréquents ; les cas d'hydrocéphalie, au contraire, sont très rares. On conçoit donc qu'avant de rechercher les signes de l'hydrocéphalie, il faut s'assurer de la bonne conformation du bassin.

Pendant le travail, ces deux affections présentent quelques symptômes semblables ; ce sont les signes de la disproportion en général ; c'est-à-dire : longue durée du travail sans progession sensible du fœtus, non-engagement de la tête, tétanisation de l'utérus.

Il faut donc rechercher les signes distinctifs des rétrécissements du bassin. Un bassin rétréci est un « bassin qui, réduit dans ses dimensions les plus importantes, modifie lé mécanisme normal de tout accouchement ». (Fochier) (1).

Pour apprécier les réductions des diamètres du bassin et en particulier du promonto-pubien, on doit employer la pelvimétrie digitale. Ce procédé donne, avec un peu d'habitude des renseignements exacts. On sait que le promonto-pubien minimum doit mesurer 11 centimètres; quand ce diamètre a sa longueur normale, on ne peut pas atteindre le promontoire, en introduisant les doigts dans le vagin. En conséquence, dans les cas les plus fréquents,

(1) Fochier, Cliniques de la Charité.

si, par le toucher vaginal, on arrive à sentir le promontoire, il faut mesurer la distance qui sépare l'extrémité du doigt, du point qui est en contact avec le bord inférieur du pubis et, en retranchant 15 millimètres, on a la longueur du promonto-pubien minimum.

Une diminution dans la longueur de ce diamètre indique un aplatissement du bassin.

L'appréciation de la forme de l'arc antérieur du bassin intervient en second lieu. Il faut explorer cette surface avec le doigt et se rendre un compte exact de sa courbure. Le rayon du segment de circonférence ainsi explorée, permettra de conclure si l'on a affaire à un bassin aplati, aplati et généralement rétréci ou généralement rétréci.

Enfin, pendant le travail, la position de la tête au moment de l'engagement pourra faire reconnaître un rétrécissement du bassin ; la tête placée transversalement et en position intermédiaire indique un bassin aplati ; la tête transversale aussi, mais en flexion indique un bassin aplati et généralement rétréci ; enfin, une tête placée en oblique et en flexion forcée, indique un bassin généralement rétréci (Fochier).

Dans tous les cas, une tête normale s'engage difficilement; la voie génitale rétrécie s'oppose au passage de la tête ; la progression du fœtus sera donc lente et même nulle dans certains cas ; l'utérus se contractera tétaniquement, mais en vain; on aura donc les symptômes d'une disproportion de la tête et du bassin avec lésion du pelvis.

Si la dystocie est d'origine maternelle, il faut penser aux rétrécissements du bassin dont nous avons donné les principaux signes ; si l'on s'est assuré de la bonne conformation du bassin, c'est que la dystocie est d'origine fœtale et, dans ce cas, il faut penser à l'*hydrocéphalie*.

I — DU DIAGNOSTIC PENDANT LA GROSSESSE

1. *Inspection et interrogatoire.* — L'interrogatoire devrait, semble-t-il, dans le cas d'hydrocéphalie, fournir quelques renseignements. Certains auteurs ont constaté, en effet, qu'une femme ayant déjà accouché d'enfants mal conformés (arrêts de développement, monstruosités), avait tendance à procréer dans la suite des enfants présentant des malformations sinon similaires, du moins analogues. Or, l'hydrocéphalie s'accompagne souvent de malformations du tronc et des membres. Si donc, une femme accusait dans ses premiers accouchements des fœtus mal conformés, on serait en droit de penser à une malformation actuelle et entre autres à l'hydrocéphalie.

En pratique, si nous consultons les observations des auteurs et celles qui nous sont particulières, nous ne relevons que quelques cas où l'aveu fait par la malade d'un hydrocéphale antérieur pût faire penser à un fœtus hydrocéphale (Pinard, th. de Flamand, obs. XII).

De plus, nous admettons bien avec Fournier (1) que dans les deux tiers des cas l'hydrocéphalie est sous la dé-

(1) Fournier, *La syphilis héréditaire tardive.*

pendance de la syphilis. L'hydrocéphalie, comme le fait bien remarquer cet auteur, n'est pas une lésion d'ordre spécifique, une émanation directe de la syphilis ; mais l'influence syphilitique héréditaire est une des causes qui y prédisposent le plus puissamment. Il semblerait donc que dans les antécédents de la parturiente l'on doive facilement retrouver les stigmates de cette affection ; or, l'expérience, jusqu'à aujourd'hui du moins, prouve qu'il n'en est rien ; car nous n'avons pas souvent retrouvé, même dans les observations les plus complètes, mention de cette tare héréditaire. Peut-être l'attention des accoucheurs a-t-elle été peu attirée sur ce point, et cela explique-t-il le mutisme de leurs observations à ce sujet. Peut-être aussi, la syphilis est-elle là encore très difficile à dépister, soit par ignorance de la femme, soit par absence de tout symptôme.

L'inspection donne quelques renseignements positifs. On sait que l'hydrocéphalie acquiert parfois un volume excessif et peut s'accompagner d'hydramnios. Dans ces conditions, le ventre de la femme peut acquérir un volume dépassant les dimensions ordinaires et, par ce fait, attirer l'attention de l'accoucheur.

L'on comprend ainsi que les phénomènes de compression des gros vaisseaux abdominaux par l'utérus gravide soient plus marqués qu'à l'état normal ; aussi peut-on observer la production exagérée de varices aux membres inférieurs et de l'œdème pré-pubien.

2. *Auscultation.* — L'auscultation peut contribuer mais pour une faible part seulement au diagnostic. On décrit le *signe de Blot.* Blot observa, en effet, que les

bruits du cœur étaient perçus beaucoup plus haut que normalement. On sait que le maximum des bruits du cœur s'entend au niveau de l'épaule qui est en contact avec la paroi abdominale (Fabre). Or, dans le cas d'un fœtus hydrocéphale se présentant par le sommet, l'épaule est située par le fait du plus grand volume de la tête, beaucoup plus haut que normalement. On conçoit donc que l'on entende aussi beaucoup plus haut, au niveau de l'ombilic et peut-être même au-dessus le maximum des bruits du cœur.

Le signe de Blot pourrait donc aider à confirmer un diagnostic. Mais, comme le fait remarquer Herrgott (1), les viciations pelviennes empêchant la tête de s'engager, les insertions vicieuses du placenta et en particulier le *placenta prævia* sont autant de causes d'erreur.

Lôbinger (1) attire l'attention sur un phénomène d'auscultation qui lui semble avoir quelque valeur : « Une fréquence exceptionnelle des bruits du cœur, dit-il, augmentés considérablement et qu'on observe longtemps est un signe d'auscultation qui peut aider le diagnostic d'hydrocéphalie. »

Dans les nombreuses observations que nous avons parcourues nous n'avons trouvé, relevé nulle part, le signe de Lôbinger.

3. *Palper*. — Le palper doit être aujourd'hui le principal moyen de faire le diagnostic d'hydrocéphalie. Alors

(1) Herrgott, thèse d'agrégation, 1878.

(2) Lôbinger, *Deutsche med. Wochenschrift*, 1895.

qu'autrefois il était peu ou point employé, c'est un auxiliaire des plus précieux.

Sans s'embarrasser d'instruments plus ou moins compliqués, tout accoucheur peut, avec une éducation très simple de ses mains, avoir, dès la grossesse, des notions suffisantes sur la situation du fœtus. « Je ne connais pas, dit Pinard (1), à propos du palper, de manuel opératoire plus facile à apprendre. Il est beaucoup plus difficile de se familiariser avec l'auscultation et le toucher, qu'avec le palper abdominal. »

Dans la question qui nous intéresse, il est de la plus haute importance de connaître la présentation, la position et surtout le volume de la tête fœtale. Le palper seul peut nous donner une représentation suffisante du contenu utérin et doit nous permettre de porter un diagnostic ferme.

Le professeur Herrgott disait encore en 1878 : « Les symptômes qui nous permettent de reconnaître l'existence de l'hydrocéphalie, alors que le fœtus est encore contenu dans la cavité utérine, sont si peu nets et si peu précis que, bien souvent, le diagnostic de la maladie qui nous occupe ne se fait qu'alors que le travail est avancé ou terminé et que le fœtus est extrait plus ou moins lésé hors des voies génitales de la mère. »

Mais depuis cette époque, les notions du palper ont été mises à profit par un grand nombre d'accoucheurs ; ils y ont trouvé un moyen sûr d'éclairer le diagnostic et le professeur Pinard qui, un des premiers, s'est servi systématiquement du palper a pu, grâce à lui, faire toujours

(1) Pinard, *Traité du palper abdominal*, 1889.

le diagnostic d'hydrocéphalie, lorsqu'il s'est présenté.

« Le palper, dit-il, permet de constater assez facilement le volume et la consistance de la tête pendant la grossesse et pendant le travail, pour que je puisse affirmer que le diagnostic d'hydrocéphalie devra être fait dans tous les cas, excepté quand la tension de la paroi abdominale et l'œdème empêchent d'interroger et d'apprécier le volume de l'utérus. »

A sa suite, tous les accoucheurs pratiquent régulièrement le palper. Les dangers du palper que l'on avait signalés dans les premiers temps, sont démontrés, par la pratique, absolument illusoires. Aujourd'hui où dans toutes les cliniques des mains plus ou moins exercées s'adonnent à ces manœuvres, on ne constate jamais d'accidents qui puissent leur être imputés. Léopold (1) s'est élevé d'ailleurs contre cette idée d'accidents possibles, en même temps qu'il préconisait la méthode :

« Dans toute grossesse, dans tout accouchement s'écartant des conditions normales, il faut procéder aussi bien à l'exploration externe qu'à l'exploration interne. A défaut de quoi, celui qui dirige l'accouchement risquerait de méconnaître des particularités multiples desquelles il doit pourtant déduire les indications et le moment propice pour telle ou telle intervention.

L'exploration externe, méthodique, circonspecte avec ses quatre manœuvres successives n'a jamais causé, soit au cours de la grossesse, soit pendant l'accouchement, aucun de ces effets fâcheux signalés de divers côtés. Il est

(1) Léopold, Rapport du 12e Congrès des sciences médicales, Moscou, 1897.

plus juste de dire qu'avec chaque année d'habitude plus grande et de possession plus complète de cette méthode d'exploration, les cas deviennent plus rares où se commet une erreur de diagnostic sur la position et la présentation du fœtus ou bien dans lesquels on ne reconnaît pas une condition anormale et où, par suite, l'exploration interne n'intervient pas à temps. »

A la Clinique Obstétricale de Lyon, on n'a jamais vu non plus d'accidents produits par le palper. Les élèves peuvent s'exercer à la palpation pendant toute l'année, sans qu'il en résulte le moindre inconvénient pour les femmes enceintes. Quelle différence avec le toucher ?

Le palper peut être difficile à pratiquer ou même impossible dans certains cas; s'il y a hydramnios, ce que l'on rencontre parfois avec l'hydrocéphalie, si la paroi abdominale de la mère est très épaisse, chez certaines multipares, le palper perd beaucoup de sa valeur.

Néanmoins en allant doucement, en faisant des pressions progressives, en ayant soin de ne jamais palper avec les mains froides, ce qui peut surprendre la malade et provoquer des réflexes cutanés et musculaires, on pourra malgré tout pratiquer avec fruit cette recherche si importante.

Le palper bien pratiqué ne peut induire l'accoucheur en erreur que dans des cas fort rares, avec lesquels même il ne faut pas compter. Il est évident que si le fœtus est atteint de malformations considérables, s'il présente des tumeurs appendues, le palper pourra faire croire à tort à une hydrocéphalie. Mais ces cas sont infiniment rares et ne doivent pas diminuer l'importance du palper.

1° Signes fournis par le palper

A. *Présentation du sommet. Palper manuel.* — Si nous envisageons le cas où un hydrocéphale se présente par le sommet, le palper permettra de sentir au-dessus du détroit supérieur une masse plus ou moins volumineuse débordant la circonférence du petit bassin; cette masse aura une consistance variable, parfois l'on pourra sentir de la rénitence, d'autres fois ce sera un bloc presque dur.

« Ces sensations différentes sont en rapport avec la quantité de liquide contenu dans la cavité cranienne et avec l'état d'ossification ou de disjonction des os de la paroi (Pinard). »

Par comparaison avec le volume ordinaire d'une tête qui n'est point engagée, on pourra soupçonner déjà une hydrocéphalie. S'il s'agit d'une primipare, on ne constatera pas l'engagement ordinaire de la tête pendant les derniers mois ; la tête conservera toujours une situation élevée ; elle restera plus ou moins mobile au-dessus du détroit supérieur.

D'ailleurs, la mobilité de la tête, par suite du développement progressif du crâne fœtal, s'atténue de plus en plus ; la tête devenant plus volumineuse, présente aux mains de l'accoucheur une résistance à se mouvoir plus accentuée.

Varnier insiste sur ce fait que la tête semble déborder le plan de la symphyse : « En pratiquant le palper méthodique, dit-il, au cours du dernier mois ou au commencement du travail, nous sentions au-dessus du pubis une tumeur dure, arrondie, très volumineuse, légèrement mobile d'un côté à l'autre, débordant considérablement le plan de la symphyse et déterminant une voussure hypogastrique énorme. »

Ce même auteur préconise d'ailleurs, pour mieux apprécier le volume de la tête, une comparaison rapide de la tête et du siège. « Après avoir constaté la présence de la tumeur céphalique, vous reconnaîtrez au fond de la cavité utérine l'autre extrémité de l'ovoïde fœtal, le siège. Pour vous assurer que c'est bien lui, cherchez, en déprimant la paroi abdominale le plan résistant et continu du dos, qui fait suite, sans ligne de démarcation au pôle pelvien. Revenez à l'examen de la tête qui vous a paru volumineuse et débordante, plus ou moins résistante, suivant que les os du crâne sont plus ou moins ossifiés. La disproportion vous frappe plus encore maintenant que vous venez d'explorer le siège. »

Tels sont, pendant la grossesse, les signes donnés par le palper dans le cas d'hydrocéphalie en présentation du sommet. Le professeur Fochier nous a laissé dans une de ses observations la relation d'un signe qu'il observa dès le début du travail, sans qu'il ait pu en tirer d'ailleurs le diagnostic d'hydrocéphalie. L'accouchement montra qu'on avait affaire à un fœtus hydrocéphale.

Or, il nous semble que ce signe doit exister dans la plupart des cas d'hydrocéphalie et nous croyons qu'il peut rendre service dans le diagnostic de cette affection. C'est de lui exclusivement que nous allons nous occuper maintenant.

Signe du coup de hache circulaire

Rapportons d'abord l'observation où ce signe se trouve noté à l'examen de la femme dès le début du travail et où la suite de l'accouchement montra qu'on avait affaire à un fœtus hydrocéphale.

OBSERVATION II

(Professeur Fochier.)

Hydrocéphalie. — Signe du coup de hache circulaire. — Perforation du crâne. — Fœtus énorme.

M. J..., domestique, réglée à treize ans et demi et, depuis, régulièrement. Primipare, vomissements jusqu'à cinq mois. Les douleurs débutent le 6 novembre, à midi, la parturiente entre à la salle des douleurs à 1 heure. A ce moment, l'état du col montre une **dilatation à 1 franc.**

Par le palper, on diagnostique une gauche postérieure ; il y a un défaut complet d'engagement. La tête volumineuse est arrêtée au-dessus du détroit supérieur. *La palpation donne un coup de hache aussi bien d'un côté que de l'autre.* Poche des eaux volumineuse.

A 1 h. 1/2, Fochier rompt la poche des eaux et arrive sur la tête qui apparaît volumineuse avec des sutures très larges. On croit sentir un thrombus à droite et en avant. On attend jusqu'à 4 heures.

Aucun engagement ne se produit, les bruits du cœur deviennent encore plus sourds. On constate un léger rétrécissement, le diamètre sous-sacro-pubien mesure 10 centimètres 1/2 et on croit expliquer par là l'arrêt du travail. Fochier se décide à intervenir.

Anesthésie. Première application de forceps ; on tire avec

une force de 70 kilogrammes; le forceps ne dérape pas, mais ne donne aucun résultat. Après une seconde application n'ayant obtenu aucun résultat, on se décide à faire la céphalotripsie.

On applique le perforateur du basiotribe de Tarnier et, aussitôt, un énorme jet liquide vient montrer qu'on avait affaire à une hydrocéphalie. Le thrombus qu'on avait cru sentir n'était qu'une immense fontanelle. Les deux branches de l'instrument étant appliquées en position bi-temporale, l'écrasement se fait très bien et l'instrument donne une excellente prise pour tirer. Le périnée reste intact pendant la sortie de la tête; très petite déchirure à la sortie des épaules. L'enfant est énorme, 3 kg. 600.

Ainsi Fochier note dans son observation : « La palpation donne un coup de hache aussi bien d'un côté que de l'autre. » C'est ce signe donné par le palper que nous voulons mettre en évidence, convaincus de son importance pour le diagnostic de l'hydrocéphalie. Le professeur Fabre lui a donné le nom de « signe du coup de hache circulaire » pour bien montrer la sensation que l'on doit avoir quand on se trouve en présence de ce signe.

Expliquons d'abord ce nom.

On sait que dans les présentations de la face, la tête est coudée et relevée contre la colonne vertébrale ; l'occiput du fœtus se relève et tend à venir s'appliquer contre son dos. Dans cette position, si on suit avec la main de haut en bas la colonne vertébrale du fœtus, on perçoit, avant d'arriver sur la tête, une brusque dépression à laquelle on a donné le nom de coup de hache. Cette dépression indique un sillon entre la tête et le tronc et est pathognomonique d'une présentation de la face.

Dans l'hydrocéphalie à grand volume, tous les auteurs

ont été frappés par la disproportion de la tête et du tronc; chez certains fœtus, on ne trouve même plus trace de cou. Weinberg rapporte un cas où le corps ressemblait, dit-il, à un énorme appendice placé derrière la tête.

De plus, la tête, au lieu de s'enfoncer dans la cavité du petit bassin, reste généralement au-dessus du détroit supérieur et remplit en partie le grand bassin.

Enfin, le liquide contenu dans les ventricules cérébraux soumis à une assez forte pression, donne à la tête une consistance dure, rarement rénitente. La tête, ou du moins les parois craniennes forment donc un bloc homogène tendu et résistant, dont la palpation est très facile à travers la paroi abdominale, au moins dans l'intervalle des contractions utérines, si le travail est commencé.

Dans ces conditions, on conçoit très bien que la palpation puisse révéler entre la tête et le corps un sillon très net, si bien que les mains de l'accoucheur, suivant la colonne vertébrale du fœtus ou la masse fœtale de haut en bas arrivent tout à coup dans une dépression circulaire. Or, si l'on perçoit à droite cette dépression, si on la perçoit aussi à gauche et en avant, on ne peut guère songer à une présentation vicieuse de la tête, car nous ne voyons pas bien quelle est la présentation qui pourrait donner cette sensation ; il faut songer, dans ce cas, à l'hydrocéphalie et à une hydrocéphalie de grand volume.

Une figure fera très bien comprendre la sensation que l'on doit avoir dans le signe du coup de hache circulaire. Aussi, avons-nous fait représenter un fœtus hydrocéphale né à la clinique et conservé dans le musée. Bien qu'on n'ait pas mentionné dans l'observation l'existence du coup de hache circulaire, nous sommes persuadé, et chacun pourra s'en convaincre en regardant la figure, que ce signe devait exister. S'il n'a pas été mentionné, c'est que l'attention n'avait pas été attirée sur ce signe auquel on n'avait pas attaché l'importance que le professeur Fabre lui donne actuellement.

OBSERVATION III

(Professeur Fochier.)

Hydrocéphalie. — Diagnostic pendant le travail. — Ponction et écoulement de 1100 grammes de liquide.

P. L..., vingt-huit ans, ménagère. Secondipare, menstruation irrégulière. Premier accouchement normal. Enfant mort au quatorzième jour (convulsions ?). Les règles ont reparu deux fois pendant la grossesse actuelle. Douleurs continues dans le bas-ventre.

Transportée à la clinique le 31 mars, à 5 heures du soir, Début des douleurs, 29 mars au matin. Rupture des membranes le même jour vers midi. Température, 38 degrés.

Après la désinfection, pendant le toucher, il se dégage par le vagin des gaz putrides. Col dilaté à 4 centimètres, douloureux du côté gauche, un peu œdématié. Tête fixée au détroit supérieur en gauche postérieure. Suture sagittale près du promontoire, fontanelle losangique à droite et en avant, dont l'étendue fait penser à un hydrocéphale. Fontanelle postérieure inaccessible.

La palpation ne donne aucun renseignement, à cause de la tension et de la douleur continue. Rien à l'auscultation. Depuis deux jours, la malade ne sent plus son enfant.

On porte le diagnostic d'hydrocéphalie.

Anesthésie. On perfore le crâne au niveau de la fontanelle antérieure à l'aide du ciseau de Blot; il s'écoule 400 grammes de liquide céphalo-rachidien. On achève l'extraction en engageant les doigts dans la plaie cranienne. Après quelques tractions, le bi-acromial apparaît ; le tronc glisse ; il s'écoule une certaine quantité de sang, qui fait penser à une déchirure du col. Après extraction du fœtus, on constate, en effet, par le toucher, que le col est déchiré à gauche sur une étendue de 4 centimètres. Dix minutes après le placenta est dans le vagin.

Injection intra-utérine de teinture d'iode.

1er avril. — 37°8. Des gaz s'échappent encore par le vagin. Nouvelle injection.

La malade sort le 10 avril, complètement rétablie.

Garçon hydrocéphale. Poids, 2.800 grammes, après évacuation de 1.100 grammes de liquide céphalo-rachidien. Longueur totale, 52 centimètres. Placenta ovalaire complet. Dimensions, 20 et 18. Poids, 520 grammes. Sans altération.

Le fœtus a été placé dans le formol, desséché puis verni. La figure ci-jointe, due à l'obligeance de notre ami, le Dr Cordier, en est la reproduction aussi exacte que possible. Malheureusement, par suite du déssèchement de la pièce, il nous a été impossible de donner exactement à la tête la position qu'elle occupait lors de l'accouchement et dont on retrouve les traces dans l'observation. La tête a, en effet, une flexion qu'elle n'avait pas, puisqu'on sentait la fontanelle antérieure. Mais, pour la démonstration que nous voulons faire, bien que cette position soit plus défavorable que celle qui existait réellement, cela ne change en rien les conclusions.

Le bassin qui supporte la tête est un bassin normal.

Si, par la pensée, nous pratiquons le palper sur l'utérus renfermant ce fœtus, nous voyons que nos deux mains placées sur les parois latérales de l'abdomen, après avoir rencontré et reconnu au fond le siège et les petites parties fœtales, arriveront au niveau des crêtes iliaques, sur une masse dure, débordant largement le détroit su-

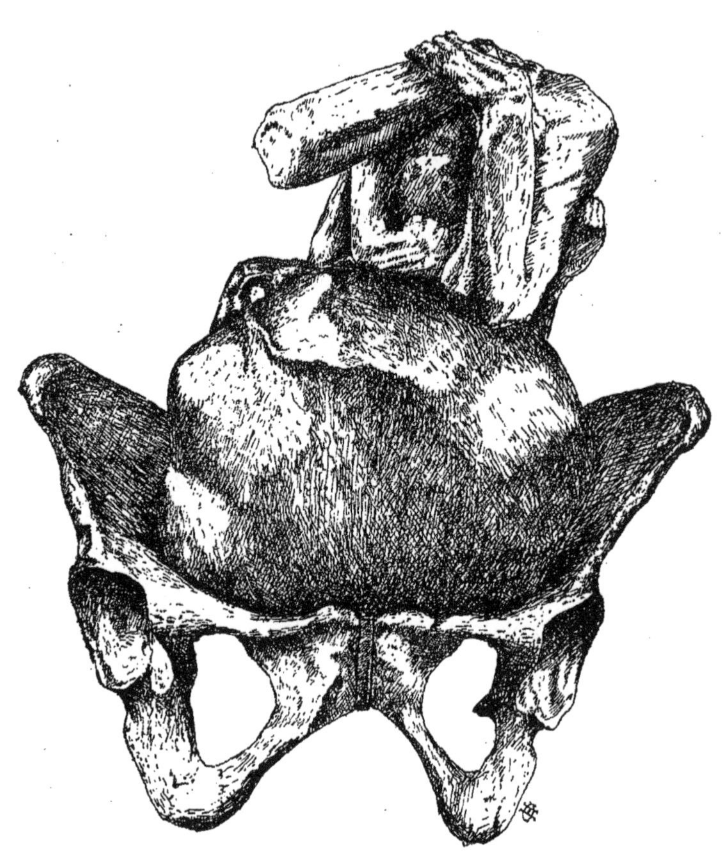

Fœtus Hydrocéphale. Obs. nº 3. Bassin Normal.
Musée de la Clinique Obstétricale de Lyon.

Au niveau de la jonction de la tête et du tronc, on voit aussi bien à droite qu'à gauche et en avant l'encoche qui donne lieu *aux Coups de hache*.

périeur et qui est la tête. Elles constateront en avant la voussure hypogastrique signalée par Varnier.

Puis, remontant, en explorant profondément, elles sentiront entre la masse céphalique débordante et le tronc placé au-dessus, une encoche, une dépression, le coup de hache aussi prononcé, si ce n'est plus que dans les présentations de la face. Après avoir perçu cette dépression d'un côté, en explorant le côté opposé, nos mains trouveront encore une encoche identique. Il en sera de même en avant, au-dessus de la saillie formée par la tête. En somme, dépression à droite, dépression à gauche, dépression en avant, donc coups de hache de tous les côtés; telles seront les sensations fournies par le palper. Le signe du coup de hache circulaire se trouvera dès lors constitué et l'on pourra, sans grande chance d'erreur, porter le diagnostic d'hydrocéphalie.

Nous avons choisi le cas où le dos est postérieur, ce qui s'était d'ailleurs présenté pour ce fœtus. On pourrait supposer que si le dos était latéral ou antérieur, le signe perdrait de sa valeur par suite de la continuité du dos avec la tête, continuité qui serait perçue par la main de l'accoucheur et qui l'empêcherait par conséquent de trouver un coup de hache circulaire.

Nous croyons qu'il n'en est rien. Quelle que soit la position du dos, il existera toujours un sillon très net entre la tête et le tronc ; la tête débordera toujours d'une façon très perceptible et les mains de l'accoucheur pourront s'en rendre compte. La sensation de coup de hache provient, en effet, de la différence de diamètre des ovoïdes céphalique et thoracique. Or, dans les grosses hydrocéphalies, et ce sont les seules dont nous parlons ici, cette différence est toujours considérable au profit de la tête.

Si la tête s'inclinait à droite ou à gauche, le signe du coup de hache pourrait manquer. Dans ce cas, en effet, il y aurait continuité entre le corps et la tête et les mains de l'accoucheur ne rencontreraient pas d'encoche. Mais cette position de la tête doit être excessivement rare ; la tête, d'après Poullet, est toujours fléchie dans les cas d'hydrocéphalie ; or, avec une tête volumineuse, la flexion ne peut guère se combiner avec une inclinaison latérale ; il y aurait plutôt tendance à la déflexion.

La tête, d'ailleurs, se trouve fixée dans le grand bassin par sa masse et son poids ; le corps, au contraire, pourra céder à la pression des mains et varier sa position ; aussi, croyons-nous que l'accoucheur pourra sentir la saillie de la circonférence céphalique et immédiatement au-dessus de cette saillie le coup de hache.

Nous avons dit que ce signe nous paraissait pathognomonique de l'hydrocéphalie. Certes, comme tous les signes cliniques, il peut ne pas se présenter toujours dans toute sa pureté ; on peut avoir besoin de commenter beaucoup ses sensations, dans certains cas difficiles, avant d'affirmer l'hydrocéphalie ; enfin, nous n'hésiterons pas à dire qu'il peut quelquefois induire en erreur, mais dans des cas bien rares, à notre avis.

Il peut d'abord, même lorsqu'il existe, être difficile à percevoir. Toutes les circonstances qui gênent le palper en général et dont nous avons parlé plus haut (adipose, sensibilité excessive, hydramnios) peuvent empêcher de le percevoir. L'hydramnios, entre autres, dont nous avons signalé la concomitance assez fréquente avec l'hydrocéphalie, est un obstacle sérieux. Mais cet obstacle disparaît dès la rupture de la poche des eaux ; or, au début du travail, il est encore temps pour rechercher le signe du coup de hache circulaire et si à ce moment il aide à poser le diagnostic, on concevra que sa recherche n'aura pas été inutile.

Certaines affections du fœtus, autres que l'hydrocéphalie, peuvent peut-être donner des sensations analogues à celles du coup de hache circulaire. Mais elles sont infiniment rares et, sans les écarter d'emblée, on ne doit y penser qu'après avoir éliminé toutes les autres hypothèses. C'est ainsi que les méningocèles, les encéphalocèles en présentation du sommet doivent donner dans le grand bassin la sensation d'une masse qui l'occupe presque en entier. Si le fœtus est mal développé, ce qui est fréquent avec de telles malformations, on peut avoir, par le palper entre la tête et le corps du fœtus, une dépression analogue à celle du coup de hache.

De même, un myome sous-muqueux implanté à la partie moyenne de l'utérus et confondant sa masse avec celle de la tête fœtale, peut faire croire à une hydrocéphalie et donner le signe du coup de hache.

De même aussi un placenta volumineux, bas-inséré, ou une vessie distendue venant s'appliquer contre la tête fœtale pourrait, à la rigueur, donner des sensations analogues aux mains de l'accoucheur. Mais on conviendra que, de ces affections, les unes sont bien rares, les autres bien peu capables d'arriver à un volume suffisant pour donner le change et induire l'accoucheur en erreur.

A côté de ces cas pathologiques, on peut avoir quelquefois des fœtus normaux qui, par suite d'une présentation anormale, pourraient en imposer pour une hydrocéphalie, en donnant à la palpation des encoches plus ou moins bien marquées, mais faisant penser au coup de hache circulaire.

Il ne faut pas oublier, en effet, que, dans les présentations de la face, on a le signe du coup de hache simple. Mais, dans ce cas, les autres signes donnés par la palpation et le toucher ne peuvent permettre de se tromper plus longtemps. De plus, les présentations de la face ne se font que pendant le travail et le signe du coup de hache circulaire doit exister dès la fin de la grossesse.

De même, on ne peut pas penser à la présence simultanée d'une hydrocéphalie et d'une présentation de la face; et ceci augmente encore la valeur du signe du coup de hache circulaire. Poullet, en effet, dans sa thèse, affirme que, dans les cas d'hydrocéphalie, il n'y a jamais présentation de la face ; il ajoute : « La tête est toujours plus ou moins fléchie au détroit supérieur. » Dans les observations récentes, nous n'avons jamais vu mentionner non plus de présentations de la face.

Enfin, dans les présentations de l'épaule, la tête occupant la fosse iliaque d'un côté, le tronc celle de l'autre côté, le palper pourrait rappeler la sensation d'une masse hydrocéphalique, mais les autres signes doivent faire écarter immédiatement ce diagnostic.

Une grossesse gemellaire, par l'augmentation de volume de l'abdomen, par les sensations parfois bizarres qu'elle donne au palper pourrait faire croire à une hydrocéphalie. Cependant, ce n'est guère que dans la position en ⊥ à branche horizontale inférieure, que l'erreur pourrait facilement être commise. La suite de l'accouchement montrera rapidement la vérité. En effet, « lorsque en palpant le ventre, on sent l'utérus volumineux et la tête volumineuse, on peut croire à une hydrocéphalie ou à une grossesse gemellaire. Mais le tronc expulsé, de volume supérieur à celui d'un fœtus jumeau, le manque d'autres parties fœtales, l'absence d'autres battements cardiaques, tous ces signes doivent faire porter le diagnostic d'hydrocéphalie » (Barone) (1).

Les causes d'erreur que l'on pourrait imputer au signe du coup de hache circulaire sont donc minimes ; car, toutes celles que nous avons énumérées se présentent si rarement qu'il ne faut y penser que pour les éliminer.

D'ailleurs, nous ne voudrions pas qu'un accoucheur s'arme de ce signe et de ce signe seul pour affirmer son diagnostic. Nous estimons, en effet, et en cela nous ne faisons que suivre les conseils des grands cliniciens, que jamais un diagnostic éclairé ne doit jaillir d'un seul symptôme, pour aussi grande que soit sa valeur, mais seulement d'un faisceau de symptômes. Aussi, tout en préconisant le signe du coup de hache circulaire, parce que nous estimons qu'il peut rendre service, nous ne le consirerons que comme une pierre de plus à utiliser pour l'édification du diagnostic de l'hydrocéphalie.

Le signe du coup de hache circulaire, en tant que signe, n'a encore, à notre connaissance, été signalé nulle part. Nous avons cependant trouvé dans une observation allemande de Arens (2), un symptôme analogue observé par cet accoucheur, mais sans qu'il ait soupçonné aucune re-

(1) Barone, *Manuale de Ostetricia*, 1895, p. 860, parte III à XI.

(2) Arens, *Centralblatt f. Gynecologie*, 1897.

lation entre ce signe et l'hydrocéphalie. Nous trouvons, en effet, dans cette observation, la phrase suivante: « Etat actuel. Présentation du sommet. Femme bien conformée et forte ; à 3 centimètres au-dessous de l'ombilic, un sillon très net barre transversalement le ventre, et ce sillon n'est guère moins prononcé après cathétérisme. »

L'auteur ne parle pas de coup de hache ; mais il nous semble que ce sillon si prononcé, qu'il a observé à 3 centimètres au-dessous de l'ombilic dans ce cas d'hydrocéphalie où la ponction permit de retirer 1 litre 1/2 de liquide, doit être rapporté à l'intervalle séparant la tête du tronc. En effet, la tête énorme qui restait dans le bassin supérieur devait bien arriver jusqu'à 3 centimètres au-dessous de l'ombilic, et ce sillon transversal allant nettement de droite à gauche doit correspondre à la dépression que nous avons signalée, aux coups de hache de tous les côtés.

Il nous semble même que, dans ce cas, le signe du coup de hache circulaire s'est présenté d'une façon très nette. L'auteur n'y attacha point d'importance, parce que, comme le professeur Fochier, c'était la première fois qu'il le constatait. Mais, en rapprochant les sensations perçues par ces deux accoucheurs, on admettra que notre explication de ce signe n'est pas purement théorique, mais qu'elle a grande chance d'être vérifiée par la pratique, dès que des faits nombreux auront pu être constatés.

Du palper instrumental. — Pour faire donner au palper des notions précises, on a armé la main de l'accoucheur d'instruments variés capables de donner une mesure exacte des volumes du fœtus, inappréciés exactement par le palper manuel. On conçoit aisément que, dans les cas d'hydrocéphalie, ces instruments soient du plus grand secours. Certains accoucheurs (Pinard, Varnier) ont employé ces céphalomètres et ont affirmé, de par les mensurations qu'ils obtenaient, le diagnostic d'hydrocéphalie.

Ce n'est pourtant pas quand on a affaire à une énorme tête que ces instruments peuvent rendre de réels services. Dans ces cas-là, en effet, un palper manuel, méthodiquement appliqué, doit permettre de se rendre compte suffisamment du volume exagéré de la tête. Ce sont, en effet, les doigts qui guident et placent le bouton de ces divers instruments et ceux-ci ne font que donner une valeur numérique à la distance perçue par le palper digital.

Mais, dans les cas d'hydrocéphalie de moyen volume, capables cependant de provoquer une dystocie, là où le palper manuel demanderait une grande finesse pour pouvoir apprécier une augmentation légère et où par conséquent il aurait besoin d'être secondé, les céphalomètres peuvent-ils donner une sûreté suffisante pour que, d'après les indications fournies par ces instruments, on puisse affirmer le diagnostic ?

Certains accoucheurs (Budin, Perret) ont vérifié l'exactitude de ces mensurations pour des têtes normales; mais nous n'avons pas trouvé, en dehors des trois observations de Pinard *(in* thèse Flamand), où les têtes étaient très volumineuses, confirmation de ces résultats dans les cas d'hydrocéphalie. En tout cas, il est impossible de faire une craniotomie sur les seules données fournies par le palper mensurateur.

On ne doit pas oublier, d'ailleurs, que quelques têtes

d'enfants normaux, présentant simplement un excès de volume physiologique, peuvent prêter à confusion. Varnier (1) cite le cas d'un fœtus dont les mensurations de la tête ainsi pratiquées firent penser à l'hydrocéphalie ; or, la femme accoucha d'un enfant de 3.900 grammes non hydrocéphale.

L'erreur eût pu être regrettable si, persuadé de par ces mensurations, qu'il se trouvait en face d'une hydrocéphalie, il avait perforé un crâne sain.

Certains auteurs ont cherché cependant à utiliser la céphalométrie. Baudelocque, Depaul, Budin construisirent des instruments à mensuration externe. Le Dr Perret a, plus récemment, présenté un nouveau céphalomètre qui présente divers perfectionnements. « Ce compas, entre autres particularités, a ses branches terminées par des lames qui se glissent entre les doigts et ne gênent pas le palper comme les olives du compas de Baudelocque » (Le Bossé).

D'autres auteurs (Van Kuevel, Kuestner) ont construit des instruments mixtes dont une branche s'appuie sur un point du segment inférieur de l'utérus, à travers le vagin, et dont on applique l'autre branche sur la paroi abdominale.

Le diamètre vraiment utile à connaître est le bi-pariétal ; or, ces divers instruments ne peuvent pas l'apprécier directement à travers la paroi abdominale. On a donc imaginé divers procédés, basés sur des statistiques, pour apprécier aussi exactement que possible la longueur de ce diamètre.

(1) Varnier, Cours de la Faculté de Paris, 1895.

Ahlfeld mesure par une branche vaginale et une branche abdominale la longueur de l'ovoïde fœtal qui représente, d'après lui, la demi-longueur totale du fœtus. De cette longueur il déduit, d'après des tableaux qu'il a dressés, le poids du fœtus et, par le même procédé, connaissant le poids, il déduit le diamètre bi-pariétal.

Perret mesure l'occipito-frontal avec le céphalomètre à travers la paroi abdominale. D'après lui, il existe un rapport constant entre l'occipito-frontal et le bi-pariétal. Après avoir déduit l'épaisseur de la paroi abdominale, il retranche encore 2 centimètres 1/2 à l'occipito-frontal et obtient ainsi la longueur du bi-pariétal.

Ce calcul donne des résultats très approximatifs dans la mensuration de la tête normale, mais a une certaine valeur dans les cas où l'occipito-frontal a des dimensions très anormales.

Pendant le travail, on peut employer le procédé de Farabeuf avec son levier mensurateur et préhenseur. L'instrument, introduit par le vagin, mesure directement le bi-pariétal. Il faut que la tête soit au-dessus du détroit supérieur. L'application de ce procédé est très difficile en pratique (Constans) (1).

En somme, c'est le procédé de Perret qui semble donner la plus grande précision, tout en étant d'un emploi facile pendant la grossesse.

B. *Présentations du siège.* — Il y a présentation du siège dans le tiers des cas d'hydrocéphalie. Pendant la grossesse, le palper peut nous donner des notions assez précises, puisqu'il a suffi à faire porter le diagnostic d'hy-

(1) Constans, thèse de Paris, 1897.

drocéphalie (Pinard, Boissard). Ahlfeld, cependant, nie la possibilité du diagnostic : « En présentation du siège, dit-il, le diagnostic d'hydrocéphalie ne se pose guère ni avant, ni au commencement de l'accouchement, il ne serait possible qu'en faisant pénétrer la main tout entière. »

C'est évidemment dans les présentations du siège que le diagnostic est le plus difficile à établir, nous ne le croyons cependant pas impossible.

Kaltenbach (1) prétend que dans les présentations du siège on peut percevoir un crépitement parcheminé au niveau de la tête fœtale ; mais Fritsch réfute sa manière de voir en disant qu'un crépitement seul, perçu à travers la paroi abdominale, n'est pas la preuve certaine d'une hydrocéphalie. Il nous souvient, en effet, dans un cas de grossesse extra-utérine, d'avoir vu poser le diagnostic, à la suite d'un crépitement parcheminé très net perçu au niveau d'une masse ovoïde qu'on jugea être la tête fœtale. La laparotomie montra la justesse de ce diagnostic ; la tête fœtale crépitait après l'opération et l'autopsie ne montra pas trace d'hydrocéphalie.

Une sensation de crépitation analogue, mais produite par le chevauchement des os de la tête, a de plus été donnée comme signe de mort du fœtus (Negri).

Jenkins (2) cite, à son avis, deux signes de certitude ; il prétend que le manque de ballottement du crâne de l'en-

(1) Uber Hydrocephalus in Beckenendlage, H. Salus *(Centralblatt für Gnecologie*, 1896.

(2) Uber Hydrocephalus in Beckenendlage, H. Salus *(Centralblatt für Gnecologie*, 1896.

fant témoigne d'un hydrocéphale en présentation du siège ; il dit de plus que, par suite d'une pareille anomalie, les petites parties de l'enfant ne sont pas perceptibles. Dans les présentations du siège avec tête normale, la tête ballotte d'une façon remarquable au fond de l'utérus ; mais l'absence du ballottement céphalique ne s'observe que dans les grosses hydrocéphalies. Hugo Salus, qui rechercha ce signe, ne l'a trouvé que très peu de temps avant la fin de la grossesse.

« Pour ce qui est de l'absence de ballottement de Jenkins, dit-il, ce signe s'est bien présenté dans mon cas, mais à peine quatre semaines avant la naissance; en sorte qu'on ne l'observe pas dans le cas d'hydrocéphale de moyen volume, mais seulement lorsque le crâne, par suite du développement extraordinaire de ses ventricules, est devenu trop lourd pour qu'il puisse ballotter. »

On pourrait supposer que, par la palpation, on doit sentir assez facilement une grosse tête au fond de l'utérus. Cette sensation, quand elle existe, doit être sérieusement contrôlée. Pinard, en effet, insiste beaucoup sur la difficulté très grande que l'on a pour avoir une notion exacte du volume de la tête.

Dans la présentation du siège, en effet, on n'a plus tout le pourtour du détroit supérieur pour servir de point de comparaison avec la circonférence céphalique ; de plus, le placenta, généralement implanté à la partie supérieure de l'utérus, peut venir s'appliquer contre la tête et donner la sensation d'une tête plus volumineuse qu'elle ne l'est en réalité.

Enfin, suivant Narich (1), l'amincissement du corps de l'utérus, aux confins de son segment inférieur, est une condition favorable pour le palper, condition qui n'existe pas lorsque la tête occupe le fond de l'utérus.

Aussi ne faut-il pas porter à la hâte le diagnostic d'hydrocéphalie, car, suivant le professeur Pinard : « Lorsque la tête ayant un volume normal est bien mobile et superficielle au fond de l'utérus, elle donne tout d'abord aux mains qui l'explorent la sensation et l'idée d'un corps ayant un volume exagéré. Bien souvent, il faut, pour être définitivement fixé, ramener la tête au niveau du détroit supérieur où l'exploration et l'appréciation sont beaucoup plus faciles et permettent de connaître aussi exactement que possible la vérité. »

Toucher. — Le toucher donne dans les cas d'hydrocéphalie des renseignements importants. Il doit confirmer le diagnostic que les autres modes d'investigation et en particulier le palper ont déjà permis de poser.

Il doit évidemment être pratiqué avec toutes les précautions usuelles.

Dans les cas d'hydrocéphalie où les voies génitales présentent toujours des lésions plus nombreuses et plus profondes que dans les accouchements ordinaires, on concevra sans difficulté qu'on doive se montrer fort circonspect. Cependant, entre deux dangers, il faut choisir le moindre et mieux vaut encore une infection légère qu'une rupture de l'utérus.

(1) Norich, Du diagnostic de l'hydrocéphalie tête dernière (*Progrès médical*, 1902).

Pendant la grossesse, les signes donnés par le toucher dans les cas d'hydrocéphalie se réduisent à très peu de chose ; dans les présentations du sommet, on peut constater le signe négatif du non-engagement de la tête ; on sentira que la tête reste très haut au-dessus du détroit supérieur, et même chez les primipares on ne trouvera aucune tendance à l'engagement. Ce fait du non-engagement de la tête chez une primipare, dans les derniers temps de sa grossesse, peut déjà faire soupçonner une dystocie et, après avoir éliminé les rétrécissements du bassin, il faudra penser à l'hydrocéphalie. Mais si le toucher fait avec une seule main donne peu de résultats, on devra toujours pratiquer dans les cas douteux le toucher et le palper combinés.

« Par le toucher bi-manuel, dit Bumm (1), on peut évaluer les dimensions extraordinaires de la tête et ainsi assurer le diagnostic. »

On conçoit, en effet, que si l'on parvient, avec une main abdominale et un doigt vaginal, à mobiliser la tête fœtale, on se rendra un compte à peu près exact du volume de celle-ci.

II. — DIAGNOSTIC PENDANT LE TRAVAIL

1° *Inspection.* — Pendant le travail, dans les présentations du siège, l'inspection peut déjà faire soupçonner l'hydrocéphalie. En effet, des arrêts de développement, des malformations du tronc ou des membres constatés

(1) Bumm, *Grundriss zum Studium der Geburtshilfe*, 1902, p. 369.

sur le tronc expulsé du fœtus doivent éveiller l'attention. Tantôt on observe des pieds-bots, des doigts surnuméraires (Pinard) (2), la phocomélie (Weinberg) (3), l'atrésie ou l'inversion des viscères (Hugo Salus) (4). Mais la malformation la plus fréquente est le spina-bifida. Le spina-bifida est le plus souvent en rapport avec les hydrocéphalies de moyen volume ; il n'en a donc qu'une plus grande importance. « Quand il y a spina-bifida, l'hydrocéphalie est certaine (Barone) » ; elle peut ne pas être suffisante pour mettre un obstacle à l'accouchement, mais elle n'en existe pas moins ; il y a toujours, en effet, communication du liquide ventriculaire avec le canal médullaire quand il existe un spina-bifida. Sa rupture spontanée permit au professeur Fochier, dans deux cas différents, de terminer l'accouchement.

La présence d'un spina-bifida, dans les présentations du siège, doit donc obliger l'accoucheur à penser à des difficultés pour le passage de la tête et à l'hydrocéphalie en particulier.

2° *Auscultation.* — Pendant le travail, l'auscultation donne peu de renseignements nouveaux. On peut cependant percevoir encore le signe de Blot.

3° *Palper.* — Pendant le travail, lorsqu'après expulsion du tronc du fœtus, l'accouchement ne peut arriver à sa fin; lorsque, malgré toutes les manœuvres, on ne peut

(2) Pinard, Obs. XVII, *in* thèse Flamand.
(3) Weinberg, Dissert. Inaug. Bonn, 1902.
(4) Hugo Salus, *Centralblatt für Gynecologie*, 1896.

extraire la tête, si l'on a un bassin normal, on est en droit de penser à l'hydrocéphalie.

Le palper, là encore, permettra de poser ce diagnostic. Une fois la poche des eaux rompue, une fois expulsé le tronc du fœtus, il ne peut rester que la tête dans l'utérus; donc si, en palpant l'utérus dans l'intervalle des contractions, on arrive à sentir au-dessus du détroit supérieur une masse beaucoup plus grosse qu'une tête ordinaire, quelquefois rénitente, on peut penser à l'hydrocéphalie et faire l'intervention qu'exige cette anomalie.

Le diagnostic qui n'avait pas été fait pendant la grossesse s'est trouvé souvent posé à ce moment.

Dans plusieurs observations de la clinique Baudelocque, nous avons vu le diagnostic posé à ce moment, chez des femmes entrées en plein travail. Dans notre observation I, le diagnostic fut porté aussi à cette période de l'accouchement.

Le Dr Narich, qui observa un cas d'hydrocéphalie en présentation du siège, insiste sur un point spécial de l'accouchement qui pourrait faire mettre en doute le diagnostic et qui cependant ne l'a infirmé en rien dans son cas. « Dans notre observation, dit-il, où la colonne cervicale n'était pas disjointe, il y avait ce fait en apparence contradictoire : la tête au-dessus du détroit supérieur et les épaules à la vulve. » Ce fait, dû probablement à l'élasticité des tissus, pourrait surprendre en effet, car on sait la brièveté du cou chez les hydrocéphales ; il ne doit donc pas faire hésiter le diagnostic, en faisant croire que la tête est au moins engagée et que, par conséquent, il existe autre chose qui empêche de terminer l'accouchement.

Dans un cas analogue, Hugo Salus observa un symptôme particulier ; il fait remarquer que, dans le cas d'hydrocéphalie volumineuse en présentation du siège, la masse dure que l'on prend pour la tête au fond de l'utérus est constituée uniquement par le squelette de la face. Le squelette cranien proprement dit, énormément distendu par le liquide, surplombe la masse osseuse faciale et ne donne pas une sensation de résistance.

Or, pendant les contractions, l'utérus agit surtout sur ce squelette cranien et, d'après cet auteur, on a alors la sensation nette d'un obstacle qui empêche la paroi utérine de se contracter sur ce qu'on a auparavant pris pour le crâne, mais qui est en réalité le massif facial.

« Pendant les douleurs, dit-il, la paroi utérine ne se contractait pas directement sur les os du crâne dont on perçoit la forte résistance ; on avait l'impression qu'un obstacle placé sur le crâne et un peu vers la droite empêchait l'utérus de se contracter sur la sphère cranienne. Ce symptôme bizarre, que je ne connaissais pas encore, me fit supposer que, dans le fond de l'utérus, devait se trouver un volumineux placenta développé outre mesure, ou bien que, dans le fond toujours, il existait un myome sous-muqueux qui empêchait le contact direct du crâne avec la paroi utérine. »

Or, la suite de l'accouchement montra qu'on avait affaire à un hydrocéphale, que le placenta était plutôt petit et qu'il n'y avait point de myome sous-muqueux.

Bumm (1) dit aussi: « Dans les présentations du siège,

(1) Bumm, *Grundriss zum Studium der Geburtshulfe*, 1902, p. 369.

on s'aperçoit, par le palper manuel, de la petitesse de la face que surmonte un crâne très développé. »

Nous ferons ressortir aussi la sensation qu'a obtenue le médecin dans notre observation I. En faisant des tractions sur le corps du fœtus pour essayer d'engager la tête, il avait la sensation, a-t-il dit, d'un ballon qui tend à s'engager pendant les tractions, mais qui remontait au-dessus du détroit supérieur dès qu'on ne tirait plus sur le corps du fœtus.

On comprend, en effet, que la masse hydrocéphalique, assez semblable à une outre remplie d'eau, se laisse comprimer un peu tant qu'on presse sur elle, mais tende à reprendre son volume et, par suite, sa situation primitive dès que les tractions qui provoquent la compression cessent à leur tour.

Ce signe n'est évidemment pas à rechercher, puisqu'il n'est que la conséquence d'une faute de diagnostic et que sa recherche est dangereuse ; toutefois, s'il permet une fois à un accoucheur de porter son diagnostic, il n'aura pas été inutile de le faire connaître.

4° *Toucher.* — a) Dans les *présentations du sommet*, le toucher permettra de sentir d'abord une poche des eaux volumineuse (Fochier). Puis, lorsqu'elle sera rompue, on percevra l'élargissement considérable des fontanelles. Il suffit, en effet, d'avoir vu, une seule fois, une tête hydrocéphale pour se faire une idée de l'élargissement des fontanelles. Les os craniens sont aussi très éloignés les uns des autres et laissent entre eux de larges espaces membraneux. Quelquefois même l'élargissement est si étendu qu'on prend facilement la masse molle et rénitente que l'on a sous le doigt pour une poche des eaux non rompue (Baudelocque), pour une bosse séro-sanguine (Poullet), pour un thrombus (Fochier).

A l'encontre de Kustner, qui prétend que l'on a la sensation d'une région glabre, nous croyons justement que c'est la présence de cheveux à la surface de cette tumeur liquide qui fera faire le diagnostic. Les différents crânes hydrocéphales que nous avons vus étaient couverts de cheveux aussi bien sur les fontanelles qu'au niveau des os craniens.

Ce signe de l'élargissement des fontanelles a fait souvent faire le diagnostic ; aujourd'hui, nous pensons qu'il ne doit que le confirmer.

La mollesse des os du crâne qui doit donner à la palpation le signe du crépitement parcheminé de Kaltenbach, ne se constate pas dans tous les cas. Certains auteurs prétendent, en effet, que le plus souvent les os du crâne sont épais et résistants. D'autres auteurs ont rencontré une soudure complète des os et l'absence de fontanelles (J. Lucas-Championnière, Budin).

Il sera difficile aussi de percevoir la fluctuation, au moins par le toucher seul. Par le palper combiné (main abdominale et doigt vaginal), on peut arriver à la percevoir dans certains cas favorables. Chaigneau rapporte tout dernièrement un cas où l'on avait une fluctuation très nette par le palper combiné ; signe qui, dans ce cas, permit de faire le diagnostic.

On a préconisé dans certains cas le palper combiné avec un toucher rectal (Lôbinger) pour percevoir cette fluctuation.

Bumm préconise enfin le toucher manuel. On introduit la main en entier dans le vagin et on essaye de faire le tour de la tête fœtale avec les doigts; on peut ainsi facilement apprécier son grand volume.

b) *Dans les présentations du siège*, alors que le tronc est expulsé, le toucher peut encore aider au diagnostic; dans une observation rapportée par le Dr Narich, ce médecin conclut en partie son diagnostic des sensations que lui donna le toucher à ce moment.

« Par le toucher, dit-il, on sentait l'aire du détroit supérieur hermétiquement tamponnée, détail qui nous semble, dans notre cas, d'une grande importance ; en effet, l'immobilité de la tête et l'obstruction totale du détroit supérieur constituent pour nous deux signes qui n'existeraient pas si nous nous trouvions en face d'une tête normale arrêtée par une cause d'une autre nature que celle que nous soupçonnions. »

Norris et Dickinson (1) préconisent l'introduction entière de la main dans le vagin et l'exploration de la tête fœtale.

Même, dans les présentations du siège, on peut arriver à sentir des fontanelles, surtout au niveau de l'occipital. Dans ces cas, on perçoit très bien leur élargissement et la fluctuation comme dans les présentations du sommet. On a pu sentir cette fluctuation soit à la racine du nez, entre les deux frontaux (Moreau), soit au niveau de la fontanelle de Gasser, à l'union de la suture lambdoïde et de la suture occipitale (Bonnaire).

(1) Norris et Dickinson, *Text. Book of Obstetrics*, t. II, p. 92.

« En passant le doigt sur les parties latérales de la tête, on rencontre des intervalles membraneux existant entre les pariétaux et les temporaux et l'on sent à ce niveau de larges fontanelles (Bumm). »

CONCLUSIONS

I. L'importance du diagnostic de l'hydrocéphalie congénitale, malgré la rareté de cette affection, découle de ce fait que le pronostic très grave pour la mère tant que le diagnostic n'est pas fait, devient presque bénin dès que celui-ci est posé.

II. Pour faire le diagnostic pendant la grossesse, en dehors des signes fournis par l'inspection et l'auscultation qui ont peu de valeur, il faut s'adresser au palper.

Le palper, en effet, permet de reconnaître :

a) Dans les présentations du sommet :

Le non-engagement de la tête ;

La masse volumineuse de celle-ci débordant le détroit supérieur ;

La voussure hypogastrique ;

Le signe du coup de hache circulaire (Fabre).

b) Dans les présentations du siège :

Le crépitement parcheminé de la tête ;

L'absence de ballottement du crâne fœtal.

La céphalométrie confirmera le diagnostic.

III. Pour faire le diagnostic pendant le travail, le toucher donne des signes de certitude et doit surtout être employé.

Il permet de reconnaître :

a) Dans les présentations du sommet :

Le non-engagement de la tête ;
L'élargissement des fontanelles ;
La fluctuation abdomino-vaginale.

b) Dans les présentations du siège :

L'obstruction totale du détroit supérieur et aussi l'élargissement des fontanelles et la fluctuation.

IV. L'hydrocéphalie possède donc des signes suffisants pour qu'un accoucheur éclairé puisse, non seulement pendant le travail, mais dès la grossesse, porter le diagnostic de cette affection. Pendant la grossesse, le signe du coup de hache circulaire pourra aider le diagnostic.

BIBLIOGRAPHIE

ARCHAMBAULT, Comptes rendus de la Société de biologie, 1863.

ARENS, Centralblatt für Gynecologie, mai 1897.

BARONE, Manuale de Ostetricia, 1895.

BAUDELOCQUE, Traité de l'art des accouchements.

BUMM, Grundriss zum Studium der Geburtshülfe, 1902.

CHAIGNEAU, Journal de médecine de Bordeaux, novembre 1904.

CONSTANS, Contribution à l'étude des différents moyens destinés à évaluer le volume du fœtus dans la cavité utérine (thèse de Paris, 1897).

CRUVEILHER, Traité d'anatomie pathologique, 1862.

DICKINSON et NORRIS, Text. Book of Obstetrics, 1903.

FLAMAND, Du diagnostic de l'hydrocéphalie par le palper pendant la grossesse et le travail (thèse de Paris, 1904).

FOURNIER, La syphilis héréditaire tardive.

HEINRICHS, Centralblatt für Gynecologie, mai 1896.

HERRGOTT, Des signes et du traitement de l'hydrocéphalie congénitale (thèse d'agrégation, 1878).

HUGO SALUS, Uber Hydrocephalus in Beckenendlage (Centralblatt für Gynecologie, décembre 1896).

LE BOSSÉ, Du diagnostic de l'hydrocéphalie fœtale pendant la grossesse et le travail (thèse de Paris, 1903).

LÉOPOLD, Rapport du 12e Congrès des sciences médicales, Moscou, 1897.

LÔBINGER, Deutsche Med. Wochenschrift, 1895.

MULLER, Jahresbericht für Gesammten Medizin, 1865.

NARICH, Diagnostic de l'hydrocéphalie tête dernière (Progrès médical, 1902).

PERRET, Accouchement prématuré provoqué et symphyséotomie (en pratique obstétricale) (thèse de Paris, 1895).

PINARD, Traité du palper abdominal, 1889.

— Rapport du Congrès de Moscou, 1898.

POULLET, De l'hydrocéphalie dans ses rapports avec la grossesse et l'accouchement (thèse d'agrégation, 1880).

RUDAUX, Annales de gynécologie, 1902.

SCHUCHARD, Dissertation, Berlin, 1884.

SERGENT, De l'hydrocéphalie intra-utérine dans ses rapports avec la grossesse et l'accouchement (thèse de Paris, 1897).

TARNIER-BUDIN, Traité d'accouchements.

VARNIER, Cours d'obstétrique à la Faculté de Paris, 1895.

WEINBERG, Dissert. Inaug. Bonn, 1902.

TABLE

Lyon. — Imprimerie A. REY, 4, rue Gentil. — 37985

www.ingramcontent.com/pod-product-compliance
Ingram Content Group UK Ltd.
Pitfield, Milton Keynes, MK11 3LW, UK
UKHW012105240726
13965UKWH00004B/1560